QUELQUES CONSIDÉRATIONS

SUR

LES MIASMES

ET SUR LA

DÉSINFECTION DE L'AIR ET DES PLAIES

PAR

Le Dr Adrien VERWAEST,

Pharmacien de 1re classe,

Lauréat de l'Ecole de pharmacie de Paris (médaille d'argent),

Ex-interne en pharmacie des hôpitaux,

Lauréat des hôpitaux,

Ancien élève du laboratoire de chimie du Collége de France,

Médaille de bronze de l'Assistance publique,

Membre correspondant de la Société de pharmacie d'Anvers.

PARIS

ADRIEN DELAHAYE, LIBRAIRE-EDITEUR

PLACE DE L'ECOLE-DE-MÉDECINE.

1874

QUELQUES CONSIDÉRATIONS

SUR

LES MIASMES

ET SUR LA

DÉSINFECTION DE L'AIR ET DES PLAIES

Paris. A. Parent, imprimeur de la Faculté de Médecine, rue Mr-le-Prince, 31.

QUELQUES CONSIDÉRATIONS

SUR

LES MIASMES

ET SUR LA

DÉSINFECTION DE L'AIR ET DES PLAIES

PAR

Le Dr Adrien VERWAEST,
Pharmacien de 1re classe,
Lauréat de l'Ecole de pharmacie de Paris (médaille d'argent),
Ex-interne en pharmacie des hôpitaux,
Lauréat des hôpitaux,
Ancien élève du laboratoire de chimie du Collége de France,
Médaille de bronze de l'Assistance publique,
Membre correspondant de la Société de pharmacie d'Anvers.

PARIS
ADRIEN DELAHAYE, LIBRAIRE-ÉDITEUR
PLACE DE L'ÉCOLE-DE-MÉDECINE.

1874

QUELQUES CONSIDÉRATIONS

SUR

LES MIASMES

ET SUR LA

DÉSINFECTION DE L'AIR ET DES PLAIES

INTRODUCTION.

Notre intention est d'esquisser rapidement l'histoire des miasmes et de la désinfection. Dans ce travail, nous croyons avoir donné quelques aperçus utiles sur l'influence de la météorologie appliquée à l'hygiène, sur la désinfection de l'air, qui, avec la désinfection des plaies, a eu depuis longtemps le privilége d'attirer l'attention des médecins et des hygiénistes.

Nous nous sommes particulièrement attaché à la question de la désinfection et des miasmes, dans le cours de nos études médicales. L'épidémie de variole observée à l'Hôtel-Dieu, en 1869-1870, dans le service de notre excellent maître, M. le professeur Tardieu, les différents modes de pansements que nous avons vu suivre successivement dans les services de chirurgie, et, en dernier lieu, la désinfection de l'air, tentée à l'ambulance du Palais de justice, pendant le siége de Paris, nous ont mis à même de recueillir de précieuses observations.

Nous diviserons notre étude en deux chapitres :

Chapitre Ier. — MIASMES. — 1° *Définition, nature.* — 2° *De l'influence météorologique sur les miasmes.* — 3° *Miasmes et virus.* — 4° *Conclusion.*

Chapitre II. — DÉSINFECTION ET DÉSINFECTANTS. — 1° *Désinfection des plaies.* — 2° *Désinfection de l'air.* — 3° *Conclusion.*

CHAPITRE PREMIER.

Des Miasmes.

Comme toutes les définitions d'hygiène, la *désinfection* est difficile à caractériser d'une manière claire et précise. Cette difficulté s'explique facilement, si l'on considère les éléments variés et les inconnus nombreux qui doivent entrer en ligne de compte. Chalvet ne prend pas pour type la désinfection proprement dite, mais bien les substances variées, qui servent, en hygiène, à atteindre ce but, c'est-à-dire les désinfectants.

D'après Chalvet (1), « un corps est dit désinfectant, lorsqu'il possède la propriété d'enlever à l'air ou à une matière quelconque, des qualités nuisibles contractées par l'imprégnation de substances fort ténues et de diverse nature appelées *miasmes*, émanations, effluves, ou bien d'anéantir les éléments fétides qui naissent sous l'influence de la *décomposition putride* des corps organiques privés de vie. » Voici la définition de Réveil (2) : « La désinfection est une opération au moyen de laquelle on se propose de détruire les qualités nuisibles que l'air et d'autres corps acquièrent par l'imprégnation de substances très-déliées de nature diverse, ordinairement désignées sous les noms de *miasmes*, émanations, effluves. »

M. Roussin (3) appelle désinfectant toute substance propre à détruire l'odeur infecte qui accompagne la décomposition naturelle des matières organiques, et à assainir certains lieux ou des matières putrides.

On voit par ces trois définitions, que l'opinion scientifique n'est point formulée d'une manière

(1) Des désinfectants. Comptes-rendus de l'Académie de médecine, 1863 ; Mémoire couronné par l'Académie de médecine.

(2) Archives de médecine, janvier 1863.

(3) Dictionnaire de médecine pratique, 1866, art. Désinfectants.

absolue. Les auteurs, en employant les termes: substances *fort ténues, très-déliées, décomposition putride*, *décomposition naturelle*, etc., pour exprimer une seule et même chose, déclarent que la science ignore les causes de l'infection. On comprend que le principe morbide qui apporte l'infection et qu'on est convenu d'appeler *miasme*, puisse résider dans les milieux qui nous enveloppent : air, atmosphère, eau, etc. ; mais cette proposition est insuffisante pour fournir à l'hygiéniste et au médecin la clef de l'infection.

Les miasmes ne sont pas les seuls agents à invoquer ; l'*aptitude* de l'individu à s'assimiler le principe morbide qui déterminera l'intoxication, entre pour une certaine part, dans le phénomène de l'infection. En acceptant les termes mêmes des auteurs, nous voyons que le désinfectant, pour être actif, doit désorganiser et détruire cet élément subtil, le *miasme*.

Avant donc de discuter les différents modes de désinfection, cherchons à connaître ce *primum movens*, ses modes d'évolution et de transformation.

DÉFINITION DU MIASME.

Sa nature.

Reportons-nous à la définition la plus moderne. Voici en quels termes s'exprime, à ce sujet, M. le professeur Robin (1) : « Les miasmes sont des particules des substances organiques altérées, volatiles ou emportées par les liquides volatils lors de leur évaporation, qui proviennent des tissus animaux ou végétaux en voie de décomposition, des déjections, des exhalations pulmonaires ou sudorales d'animaux sains et malades et déterminent alors des accidents différents. » D'après Ramon de Luna (2) « les miasmes ou agents contagieux se produisent par un état allotropique ou isomérique particulier des éléments constitutifs de l'air, de l'eau et de l'organisme animal ou végétal. »

Pour M. Robin, le miasme serait un produit spécial de sécrétion, de condensation des produits animaux à l'état sain ou pathologique.

Ramon de Luna semble attacher une plus grande importance aux transformations moléculaires que le miasme éprouve et que l'atmosphère est susceptible de faire subir à l'individu. Cette opinion compte dans la science un certain nombre d'adhérents ; nous l'avons déjà rencontrée chez plusieurs auteurs qui ont écrit sur la peste, à la fin du XVIIe siècle et au commencement du XVIIIe. Nous avons constaté qu'à cette époque, la distinction entre la contagion et l'infection n'était pas aussi caractérisée que de nos jours, termes que les auteurs du temps emploient indifféremment l'un

(1) Dict. encycl. des sciences méd., 1873, art. Miasmes.

(2) Études chimiques sur l'air atmosphérique de Madrid. Ann. hyg., 2e série, 1861.

pour l'autre. Hecquet(1) s'exprime en ces termes, à ce sujet (2) :

« La contagion n'est point une *puissance despotique* ou *absolue*, elle ne prend que sur les *corps* qui y sont *disposés*. (Cette définition peut rentrer dans ce que l'on désigne aujourd'hui sous le titre général de *Constitution médicale*, qui joue un grand rôle dans la répartition de l'infection. Suivons cet auteur, il explique ainsi l'infection) : une *vibration uniforme* qui se transmet, couche par couche, d'un lieu à un autre, une *ondulation* dans les parties élastiques de l'air qui commence par le lieu premièrement infecté, roulerait sans s'interrompre jusqu'à l'endroit menacé de peste, il faudrait de fréquentes explosions et par semblables explosions, étonner l'air et rompre le cours et la direction de cette ondulation contagieuse. »

Cette théorie mécanique nous paraît séduisante au premier abord; elle pourrait peut-être expliquer comment une localité abritée se trouve préservée d'une fièvre contagieuse, quand cette même fièvre règne à l'état endémique dans un pays peu éloigné. Le fait a été observé dans un certain nombre de contrées à fièvre, sans qu'on puisse l'expliquer. Une observation attentive a souvent fait remarquer une colline, une montagne, une forêt interposées entre la ville épargnée et le foyer d'infection.

(1) Traité de la peste, par Hecquet, médecin de la Faculté de Paris, 1742.

Dans un excellent travail, M. le Dr Depelchin (1) a étudié l'influence que le déboisement et les plantations exercent sur l'apparition de certaines maladies infectieuses.

Les opinions de MM. Chalvet et Réveil, tout en restant dans la même généralité, se groupent autour de la théorie de M. Robin sur le miasme.

En supposant la nature et l'essence du miasme connues, à quel signe physique ou physiologique le reconnaîtrons-nous? quelle méthode d'investigation employer? comment neutraliser et faire disparaître la cause de l'infection?

La chimie, si riche en procédés d'investigations, ne donne que des réactifs insuffisants : réduction des sels d'or, du permanganate de potasse, etc. Les réactifs physiologiques, le sens de la vue ou celui de l'odorat, nous induisent souvent en erreur selon les impressions qu'ils reçoivent.

En effet, si la vision, aidée des instruments les plus puissants, n'a pas encore décrit les miasmes, même après la découverte des poussières organiques, on peut en dire autant de l'olfaction qui n'est frappée que par les odeurs agréables ou désagréables. L'olfaction, en effet, comme le fait remarquer M. Fermond (2), rapporteur d'un Mémoire sur les désinfectants, n'a qu'une puissance limitée. Chez l'homme, ce sens est peu déve-

(1) De l'influence de la végétation sur le climat. Th. inaug., 1869.

(2) Tardieu. Dict. d'hygiène, 1862, art. Désinfectants.

loppé, il faut de véritables contrastes dans les odeurs, pour que la pituitaire en soit impressionnée. Bien que l'odeur putride des matières organiques soit, à n'en point douter, une source d'infection, elle n'est pas la plus redoutable. La statistique a depuis longtemps établi ce fait, à savoir, que les ouvriers employés aux métiers réputés les plus insalubres : mégisseries, cuirs verts, tanneries, vidanges, etc., sont le plus souvent épargnés en temps d'épidémies, choléra, fièvre typhoïde et même variole.

On voit donc que la *sensation olfactive* peut être impressionnée par une odeur qui ne porte en rien préjudice à la santé.

Il y a là une acclimatation, une modulation de l'individu à l'odeur putride, si l'on peut s'exprimer ainsi, qui nous échappent complètement.

Si les miasmes sont les véritables porteurs de l'infection, comment justifier l'immunité dont jouissent les ouvriers cités plus haut, en temps d'épidémies? L'absorption des matières organiques végétales ou animales par la voie pulmonaire, doit être considérable, et d'autant plus active, qu'elle est favorisée par un travail musculaire excessif. Les expériences précises de Tyndall (1) sur les poussières de l'atmosphère ont démontré qu'à chaque inspiration, nous faisions passer dans

(1) Poussières et maladies. Revue scientifique, 1870-71.

nos poumons tout un monde de germes végétaux ou animaux.

Quelles sont les causes de production des fièvres putrides : choléra, fièvre jaune, fièvre typhoïde, variole ; existe-t-il une influence miasmatique ou individuelle? sont-ce les grands marais de l'Amérique méridionale, les foyers d'infection de l'extrême Orient, le transport d'infusoires ou de microzoaires ? Nous l'ignorons complètement ; nous ne saisissons l'infection que lorsqu'elle a pris possession de l'individu. Ici, l'odorat n'est plus en jeu, ce sont les viscères, les muqueuses, le système nerveux qui se trouvent attaqués.

Par ce qui précède, on voit que la caractéristique chimico-physiologique du miasme (1) nous échappe ; il ne nous reste malheureusement qu'à constater l'apparition de l'épidémie. Si la nature du miasme reste ignorée, nous reconnaîtrons, avec les auteurs cités, l'*influence miasmatique* comme pouvant être une des causes de l'infection. Nous attribuerons également un grand rôle à la *constitution médicale* de l'individu, à son *état pathogénique* au moment de l'invasion épidémique.

Malgré les travaux multipliés et récents, sur les miasmes en général (2), le miasme hu-

(1) Colin. Dict. encycl. des sciences médicales, 1873, art. Miasmes.

(2) Jeannel. Miasmes et ferments. Th. inaug. 1864.—Boisdon. Miasmes animaux. Th. inaug. 1861.

main (1), en particulier, les poussières et les particules organiques (2), de nombreux inconnus règnent encore sur cette grande question de l'infection.

Aussi, nous croyons-nous autorisé à faire entrer, pour une très-large part, comme élément du problème, l'*acclimatation*, la *modulation* de l'individu et tout ce qui se rattache à la constitution médicale.

Dans une question aussi délicate, nous sommes heureux de pouvoir invoquer l'autorité de notre maître, M. le professeur Tardieu, au sujet de la transmission médiate ou immédiate de la morve et du farcin chroniques (3). « Il résulte de ces différentes propositions, que les circonstances extérieures ou individuelles appréciables ne nous ont rien appris, et que les conditions capables de déterminer la transmission de la morve et du farcin, comme du reste toute affection contagieuse, nous échappent complètement. Il faut donc de toute nécessité admettre des *aptitudes spéciales*, plus ou moins propres à faciliter l'action contagieuse, ou pour ne pas perdre de vue des questions plus hautes, une *prédisposition* que l'on peut invoquer dans toutes les

(1) Lemaire. De la constitution du miasme humain. Comptes-rendus de l'Académie des sciences, 1867.

(2) Ramon de Luna. Études chimiques sur l'air atmosphérique de Madrid. Ann. hyg., 1861.

(3) De la morve et du farcin chronique chez l'homme et les solipèdes. A. Tardieu, th. inaug., 1843.

maladies et auprès de laquelle toutes les causes ne sont que des accidents, comme la contagion elle-même. »

Les conditions climatologiques, d'après l'ensemble des faits observés, doivent influer sensiblement sur le développement, la vie, le transport des miasmes. La localisation de certaines fièvres propres à l'hémisphère sud, en est la preuve la plus directe et la plus constante. Les fièvres observées à l'état endémique aux Indes et au Brésil (1), par exemple, n'ont fait leur apparition qu'à la faveur d'un climat exceptionnellement chaud, et du voisinage de marais, d'embouchures de grands fleuves, de deltas immenses, rendez-vous d'une masse considérable de substances végétales et animales accumulées par le temps. Dans le nord, les miasmes ne se développant plus dans les mêmes conditions climatologiques (2), donnent naissance à des maladies contagieuses différentes, fièvre typhoïde, fièvres éruptives, etc.

L'abaissement de la température entre pour une certaine part dans la désinfection; sous cette influence, les maladies infectieuses se développent plus rarement l'hiver qu'au printemps et à l'au-

(1) Sigaud. Du climat et des maladies du Brésil. Paris, 1844, in-8°.

(Id.) Celle. Hygiène pratique des pays chauds. Paris, 1848.

(Id.) Fleming. Climats chauds, 1831.

(2) Faucher. Méthode d'exploration de l'atmosphère, 1803. Th. de Paris.

tomne (1). La réfrigération est un puissant moyen thérapeutique, dont la chirurgie à tiré un très-grand parti pour combattre l'infection purulente, qui accompagne souvent les plaies, plus particulièrement les plaies pénétrantes, blessures d'articulations, etc.

L'appareil à irrigation continue atteint doublement ce but, grâce à la température peu élevée de l'eau et surtout à l'évaporation résultant de la chaleur du corps. Cette évaporation favorise singulièrement la réfrigération, atténue la fièvre et entrave quelquefois son apparition : le mouvement fébrile a moins de tendance à s'exagérer, les germes de l'infection peuvent ne pas se développer ou se trouver entraînés au moment de leur formation.

L'observation a démontré depuis longtemps que les substances les plus altérables et décomposables pouvaient se conserver à une température voisine de zéro. — La conservation de cadavres entiers de mammouths, retrouvés dans les glaces du nord de la Russie, en est une excellente preuve. — Une température de 12° à 15° cent. est nécessaire pour que toute fermentation puisse s'établir. Comme l'a fait remarquer M. le professeur Bouchardat, la respiration de l'air frais est également un puissant moyen hygiénique bien supérieur à la ventilation (2),

(1) Chantaud. Infl. de l'humidité, 1819. Th. de Paris.

(2) Grassi. Etude sur la ventilation. Th. inaug. 1856. Coulier.

principalement lorsque l'air ventilé reste à une température constante et assez élevée. Les statistiques les plus exactes, recueillies par M. Bouchardat (1), démontrent d'une manière absolue que les hôpitaux ventilés n'ont pas répondu à l'attente générale ; la mortalité est toujours restée à un chiffre inférieur dans les hôpitaux non ventilés, à l'Hôtel-Dieu et à la Charité, par exemple.

DE L'INFLUENCE MÉTÉOROLOGIQUE SUR LES MIASMES

En dehors de la ventilation, nous pensons que la direction moyenne du vent influe sensiblement sur l'état sanitaire des hôpitaux. Prenant Paris pour exemple, nous voyons que Lariboisière et Beaujon sont deux hôpitaux où la mortalité est plus élevée qu'à l'Hôtel-Dieu et à la Charité; l'observation météorologique nous apprend que les vents les plus fréquents, à Paris, sont l'ouest, le sud-ouest, le sud; rarement le vent souffle du nord et plus rarement encore de l'est. D'après leur situation géographique, Lariboisière et Beaujon reçoivent toujours les vents ouest, sud-ouest, sud, lorsqu'ils ont passé sur Paris en se chargeant des poussières organiques végétales et animales de toutes espèces, des gaz méphitiques, en un mot, de tout ce qui peut causer l'infection. L'Hôtel-

(1) Revue scientifique, décembre 1873. Cours d'hygiène de M. Bouchardat.

Dieu et la Charité reçoivent les mêmes vents, on pourrait dire à leur entrée en ville ; l'air, encore pur et chargé d'une plus grande quantité d'ozone, renferme une quantité beaucoup plus faible d'acide carbonique. M. Boussingault a démontré, par des expériences précises, que la quantité d'acide carbonique produite chaque jour dans une grande ville comme Paris, par les combustions de tout genre, est très-sensible. L'acide carbonique, sans être un gaz délétère, n'entretient pas la vie; sa présence en quantité trop considérable, jointe à une influence morbide, pourrait devenir une source d'infection, peu accessible à notre appréciation. Des observations météorologiques nombreuses, recueillies sur une très-grande échelle, dans des postes divers, amèneront l'hygiéniste à formuler des propositions variables suivant les circonstances, et ces propositions, dans bien des cas, *fixeront d'avance la situation géographique* qu'un hôpital devra occuper. Depuis longtemps déjà, l'on a remarqué que la population des grandes villes se portait surtout vers l'Ouest et le Sud-Ouest. Cette migration se fait d'une manière presque instinctive, puisqu'elle a été observée dans presque toutes les capitales d'Europe, et qu'on la constate sur les autres continents (1). La mé-

(1) Sanghaï : port chinois récemment ouvert au commerce. La ville s'étend déjà vers l'ouest (elle compte à peine trente années d'existence). Promenade autour du monde, par le baron de Hübner, t. II, 1873.

decine a tiré un grand profit de l'heureuse situation géographique et topographique de certaines villes, de certaines plages, où les malades atteints d'affections chroniques vont chercher un soulagement réel.

L'altitude doit être également prise en considération ; l'air est plus pur à mesure qu'on s'élève dans l'atmosphère. Cette donnée ressort de l'observation géographique. Humboldt, dans sa relation de voyage, nous a appris que la ferme de l'Encero, située au-dessus de la Vera-Cruz, est la limite de la peste dans cette région, M. Pasteur, dans ces dernières années, a démontré que les germes morbides devenaient de plus en plus rares à mesure qu'on s'élève dans l'atmosphère : l'air recueilli par lui, à différentes reprises, sur le Mont-Blanc, peut être considéré comme chimiquement pur.

Nous pensons que l'influence de l'altitude se manifeste à des hauteurs beaucoup plus faibles. Le fait que nous allons citer est bien insuffisant pour démontrer ce que nous avançons, mais nous croyons devoir l'indiquer.

Avant 1870, les salles d'accouchements de l'Hôtel-Dieu étaient au nombre de deux : Saint-Pierre (service de M. le docteur Hérard) et Saint-Raphaël (service de M. le docteur Tardieu). La première salle, 34 lits, enclavée dans les bâtiments de l'Hôtel-Dieu, est située au 2e étage ; la seconde, 14 lits seulement, à l'angle du quai, placée au 4e étage est bien aérée. La salle Saint-Pierre était régulièrement fermée de temps à autre, par suite d'affections puerpérales; d'après les renseignements par nous recueillis à l'Hôtel-Dieu, nous avons constaté que depuis 25 ans environ, l'affection puerpérale n'avait pas frappé la salle Saint-Raphaël. A quoi faut-il attribuer cette immunité? En première ligne, au petit nombre de lits, — on en compte 14 seulement, — à l'élévation de la salle et à sa bonne aération qui auront contribué pour une certaine part à écarter l'infection puerpérale. M. Bouchardat, dans son beau travail sur l'hygiène des hôpitaux, a signalé la même absence d'accidents puerpéraux dans l'ancien service de M. le Dr Empis à la Pitié.

Ces questions de topographie médicale joueront plus tard un grand rôle en hygiène générale : les observations actuelles ne sont point encore assez nombreuses pour que l'on puisse en tirer une conclusion.

L'influence de la topographie, du climat, et surtout la *direction moyenne des vents*, mérite suivant nous d'être prise en grande considération.

PARALLÈLE ENTRE LES MIASMES ET LES VIRUS

Avant de terminer cet aperçu rapide sur les *miasmes*, comparons-les aux *virus*. Bien que l'on ne connaisse pas la *nature propre* du virus, la certitude avec laquelle il agit et sa rapidité d'inoculation ont, depuis longtemps, attiré l'attention des observateurs. En effet, personne aujourd'hui ne met en doute l'intoxication produite par le virus rabique, le virus syphilitique, le virus de la morve. Une quantité infinitésimale suffira pour déterminer la contagion et produire l'intoxication dès qu'il y aura contact avec une muqueuse ou une partie du corps privée d'épiderme.

Quant au miasme, il produit l'intoxication d'une manière plus obscure, l'infection est beaucoup plus capricieuse ; on ne pourra la déterminer à son gré ; et, souvent, elle éclatera sans que l'on puisse en soupçonner l'origine. Les expériences de Chauveau ont démontré que les virus, même desséchés, peuvent, sous l'influence de la chaleur et de l'humidité, donner lieu à une nouvelle série de phénomènes et de transformations ; mais là s'arrête leur résistance aux agents extérieurs. Les miasmes, portés aux températures les plus élevées, ne subiront aucune modification, les agents chimiques les plus énergiques, n'auront la plupart du temps aucune prise sur leur vitalité. Nous avons vu le virus se communiquer par un procédé analogue à la *greffe* ; le miasme, au contraire, se reproduit par *fermentation*, comme l'ont démontré les belles expériences de M. Pasteur. Les germes qui voltigent au milieu des poussières atmosphériques, placés dans des conditions convenables, sont arrêtés si l'on vient à interposer un filtre d'un feutrage extrêmement serré. On a proposé plusieurs substances pour atteindre ce but, entre autres le coton, le charbon en poudre impalpable, etc. En Angleterre, d'après les conseils de Tyndall, il a été construit des filtres en coton, pouvant s'appliquer sur la bouche. Ce système soustrait les ouvriers de certaines fabriques aux influences miasmatiques qui règnent dans ces districts. La nature des ferments et le rôle des fermentations ne sont point encore complètement déterminés (1), mais l'expérience nous enseigne que l'oxygène modifie sensiblement leur vitalité, suivant les circonstances et les milieux.

Les ferments et la putréfaction jouent un rôle très-important dans l'infection en général, dont on ignore complètement les différentes phases.

Nous nous résumerons en disant que les miasmes seraient une *modification* apportée à la constitution de l'atmosphère, — composition chimique, apparitions de gaz, de corps étrangers, — remplissant une fonction qui n'atteindrait que certaines constitutions médicales (2) et se trouverait essentiellement liée aux conditions météorologiques et topographiques. Nous n'avons pas la

(1) Tout récemment, M. Pasteur vient de soumettre à l'Académie quelques expériences, par lesquelles il explique la production de la levûre « en dehors des matières organiques proprement dites ». Académie des sciences, séance du 26 janvier 1874.

(2) Bonnemaison. Etude sur les doctrines des constitutions médicales. Th. inaug. 1861.

prétention de donner une définition; nous avons essayé de grouper une grande partie des éléments variés qui doivent, selon nous, contribuer par la suite à déterminer la *constitution* du *miasme* et à éclairer les nombreuses questions qui s'y rattachent plus spécialement.

Cet exposé nous permet maintenant de continuer l'étude de la désinfection et des désinfectants.

CHAPITRE II.

De la désinfection et des désinfectants.

Nous avons suivi les auteurs dans leurs définitions sur la désinfection. Nous n'abordons ce sujet qu'après avoir étudié sommairement les miasmes, pour pouvoir apprécier plus facilement les circonstances dans lesquelles se produit l'infection. Sous le nom de *désinfectants*, se groupent en hygiène un très-grand nombre de substances simples ou composées, destinées à détruire les miasmes et à assainir l'air; leur nombre va chaque jour croissant, pour répondre à tous les besoins que réclament l'hygiène et la thérapeutique.

Les désinfectants les plus variés ont été employés pour la désinfection de l'air, l'assainissement des hôpitaux et des navires, etc.

Avec la désinfection de l'air, admise par les uns,

réjetée par les autres, la désinfection des plaies est une des questions dont se sont le plus vivement préoccupés les chirurgiens, dans ces dernières années ; elle reparaît souvent à la suite des accidents graves qui accompagnent fréquemment l'infection purulente.

Nous ne ferons pas ici l'historique des désinfectants, il serait trop long ; il nous suffit de savoir qu'ils ont été mis en usage depuis les temps les plus reculés, principalement en Orient. Les moyens alors employés, ont peu changé jusqu'à la fin du siècle dernier, ils consistaient principalement à faire brûler des résines, gommes résines, essences et bois aromatiques qui, par leurs vapeurs odorantes, neutralisaient le méphitisme des matières putrides. Les détonations pour chasser le *mauvais air*, étaient également en vogue. C'est seulement à la fin du siècle dernier que l'on tenta de désinfecter l'air par les fumigations acides; Hallé et Guyton de Morveau ont, les premiers, vanté et expérimenté l'acide muriatique oxygéné ; Hallé, vers 1780, Guyton, au commencement du siècle. Malheureusement, ces fumigations essuyèrent un grand échec dans les tentatives successives de désinfection faites pendant les terribles épidémies de fièvre jaune, et de typhus qui ravagèrent les principales villes de la péninsule espagnole : Barcelone, Carthagène, Séville, etc.

C'est à ces insuccès nombreux, qu'il faut attribuer la dépréciation, qui depuis lors n'a cessé de péser sur les fumigations guyotiennes ; le Dr Arejula, chargé vers 1803 de les appliquer à la désinfection de plusieurs villes, a accentué plus encore leur inutilité. Néanmoins, malgré ses assertions, c'est toujours avec une sorte de frénésie que l'on a demandé des désinfectants à l'hygiène, lors de l'invasion des épidémies de choléra qui se sont succédé en Europe depuis 1832 ; le chlore s'est encore montré impuissant. Il ne faudrait pas perdre de vue que la désinfection d'un espace limité est la seule, possible et qu'il serait chimérique de vouloir désinfecter l'air d'une grande ville. L'emploi du chlore n'a pas toujours été, suivant nous, bien appliqué à la désinfection de l'air des salles d'hôpitaux et des appartements.

Nous reconnaissons que ce gaz offre de grands inconvénients et qu'il répand, comme on l'a souvent vu, des vapeurs insupportables à respirer ; il peut même provoquer des accidents graves et jusqu'à des crachements de sang. Toutefois, si l'on jugeait son application nécessaire, on devrait croyons-nous, prendre certaines précautions que nous allons indiquer un peu plus loin. On procède généralement de la manière suivante : le chlorure de chaux est placé dans des récipients, distribués sous quelques lits; ce sel est délayé avec une légère quantité d'eau acidulée, pour faciliter le dégagement du chlore. Il ne faut pas oublier que la densité du chlore étant considérable par rapport à l'air 2,44, jamais ce gaz ne pourra atteindre les émanations putrides qui occuperont la partie supérieure de la salle. La couche de chlore restera à une petite distance au-dessus du niveau du sol et la dispersion ne sera pas complète. Il devient donc nécessaire, chaque fois qu'il sera fait usage de chlore, d'échelonner le chlorure à des hauteurs différentes, de façon à obtenir une *diffusion* aussi intime que possible entre l'air et le chlore. A l'ambulance du Palais de justice, nous avons tiré un excellent profit de cette superposition en employant le permanganate de potasse à la désinfection de l'air. Voir page 47.

Ne traitant pas spécialement des désinfectants, nous ne nous étendrons pas sur leur nomenclature qui est fort longue; ils ont d'ailleurs été étudiés et décrits presque tous par MM. Bouchardat (1), Chevallier (2), Chalvet (3), Réveil (4), Roussin (5), Fermond (6), Lemaire (7), etc. Nous en choisirons quelques-uns seulement, et spécialement ceux dont nous avons observé les effets, entre autres et en première ligne le permanganate de potasse.

La variété des classifications qui suivent, est en-

(1) Bouchardat. Matière médicale et thérapeutique, 1873. Ann. thérapeutique, 1866. 26e année.
Mémoire sur les désinfectants (Ann. th. 1859).
(2) Chevallier. Désinfectants, 1862.
(3) Chalvet. Loc. cit.
(4) Réveil. Loc. cit.
(5) Roussin. Loc. cit.
(6) Fermond. Loc. cit.
(7) Lemaire. A. phénique, 1862.

core une preuve de l'incertitude qui règne sur la manière dont s'opère la désinfection. Tantôt c'est l'élément physique qui prédomine, tantôt c'est la combinaison chimique complète ou mixte.

RAMON DE LUNA.

1° Désinfectants antiseptiques ;
2° Désinfectants chimiques.

M. BOUCHARDAT.

1° Gaz ;
2° Vapeurs ;
3° Corps poreux ;
4° Substances métalliques.

RÉVEIL.

1° Désinfectants métalliques ;
2° Désinfectants par action chimique ;
3° Désinfectants absorbants ;
4° Désinfectants antiseptiques.

CHALVET.

1° Désinfectants chimiques ;
2° Désinfectants par modification de vitalité ;
3° Désinfectants purement physiques.

ROUSSIN.

1° Désinfectants métalliques ;
2° Désinfectants par oxydation chimique ;

3° Désinfectants absorbants ;
4° Désinfectants antiseptiques.

FERMOND.

1° Chlorures acides ;
2° Hypochlorites ;
3° Alcalis ;
4° Acides ;
5° Ventilation, complément indispensable.

CHEVALLIER.

1° Désinfectants gazeux ;
2° Désinfectants liquides ;
3° Désinfectants solides.

D'après ces sept classifications et l'ensemble des propriétés des désinfectants, nous les rangerons sous trois chefs.

1° Désinfectants chimiques ;
2° Désinfectants physiques ;
3° Désinfectants antiseptiques.

Ce qui nous conduit à faire rentrer dans chacune de ces grandes *classes*, les embranchements et les ordres correspondants.

1° *Désinfectants chimiques.*

Désinfectants par action chimique, désinfectants métalliques (Réveil).

Désinfectants, substances métalliques (Bouchardat).

Désinfectants chimiques (Chalvet).

Chlorures, acides, hypochorites, alcalis, acides (Fermond).

2° *Désinfectants physiques.*

Gaz, vapeurs, corps poreux (Bouchardat).

Absorbants (Réveil).

Désinfectants purement physiques (Chalvet).

Désinfectants absorbants (Roussin).

Gazeux, liquides, solides (Chevallier).

3° *Désinfectants antiseptiques.*

Désinfectants antiseptiques (Ramon de Luna).

Désinfectants antiseptiques (Réveil).

Désinfectants antiseptiques (Roussin).

Désinfectants par modification de vitalité (Chalvet).

Nous étudierons rapidement les désinfectants qui s'appliquent à la désinfection de l'air et des plaies.

Nous avons tenu à dresser le tableau précédent, afin que l'on puisse apprécier les ressources dont on dispose, pour obtenir une *désinfection* aussi complète que possible.

Nous nous hâtons de dire que l'hygiène possède, à côté des désinfectants, un moyen également énergique, l'*isolement*, apprécié par un certain nombre d'hygiénistes. En France, M. le professeur Bouchardat (1) a spécialement insisté dans ces dernières années sur les avantages que l'on peut en retirer. Mais l'*isolement* exécuté comme il devrait l'être dans toute la rigueur et l'acception du mot, n'est pas toujours possible, surtout lorsqu'il y a encombrement et qu'une épidémie vient à éclater. Alors, les salles des hôpitaux sont envahies et les malades affluent de tous côtés. M. Bouchardat recommande, dans une grande ville comme Paris, la *dissémination* des blessés ; le moyen serait facilement exécutable, si l'on installait, comme il l'indique, des postes médicaux et chirurgicaux dans les différents bureaux de bienfaisance.

Nous laissons, pour le moment, la question de l'isolement qui peut rendre des services signalés ; nous y reviendrons à la fin de ce chapitre, lorsque nous établirons les procédés qui, d'après nous, concourent le plus efficacement à la désinfection.

Avant d'entrer dans l'étude sommaire des quelques désinfectants qui ont donné d'heureux résultats dans ces dernières années, nous résumerons en quelques mots la méthode qui semble devoir présider à tout système de désinfection, dans une salle d'hôpital, plus particulièrement.

Avant tout, nous dirons que la désinfection

(1) Revue scientifique. Loc. cit.

exige une *périodicité régulière*. L'observation démontre que les désinfectants ne sont employés qu'au moment de l'invasion d'une épidémie, d'une fièvre puerpérale ou de toute autre maladie contagieuse. Le plus souvent même, on adopte au plus fort de l'épidémie tel ou tel désinfectant, dont on aura quelquefois vanté les effets d'une façon exagérée. Il faut admettre que si les désinfectants n'ont qu'une valeur minime ou même nulle, on doit les *supprimer* complètement du cadre de l'hygiène, car leur usage peut devenir dangereux.

En effet, s'ils n'ont aucune action sur les miasmes et sur l'ensemble des causes qui produisent l'infection, pourquoi ne pas recourir de suite à d'autres moyens, au lieu de s'illusionner?

Nous n'avons à citer, il est vrai, qu'un seul exemple, à l'appui de ce que nous avançons. Mais malgré la courte durée de l'expérimentation, nous considérons ce fait comme ayant une certaine valeur; nous voulons parler de la désinfection de l'air par le permanganate de potasse, qui nous a donné, pendant cinq mois consécutifs, d'excellents résultats. Nous aurons occasion d'y revenir, en parlant des efforts tentés pour obtenir la désinfection de l'air.

Si l'on veut juger et décider de la valeur des désinfectants, on devra procéder à une désinfection *constante* et *continuelle*. Si on laisse le miasme prendre pied dans une salle de blessés, que le miasme soit un être organique quelconque ou le produit d'une fermentation, il aura toujours une tendance à se développer et à se reproduire en quantité innombrable, et, par conséquent, à multiplier les chances de l'infection. C'est là une démonstration qui ressort des observations nombreuses que l'on possède sur la facile reproduction des germes semés à la surface d'un liquide ou d'une substance très-altérable (sang, lait, liquides organiques de toutes espèces).

Avant d'examiner les désinfectants, nous avons tenu à formuler d'une manière générale la question de la *désinfection permanente*, sur laquelle nous aurons encore occasion de revenir à plusieurs reprises.

Nous allons, d'après notre classification, commencer par les désinfectants chimiques.

A notre avis, ce sont les seuls réellement efficaces, les seuls appelés à rendre de vrais services en hygiène. Leur caractéristique serait difficile à établir d'une manière absolue ; jusqu'à nouvel ordre, nous les définirons en disant que cette grande classe de désinfectants, renferme les composés chimiques capables de fournir une certaine quantité d'oxygène, qui mise en liberté, décomposera les éléments putrides, en formant le plus généralement de l'eau et de l'acide carbonique.

Les composés de cette classe sont fort nombreux ; en première ligne, il faut placer le permanganate de potasse, le chlore et ses composés, les hyposulfites, dont M. le Dr Constantin Paul a tiré d'excellents effets dans la désinfection des lochies des femmes en couches (1), le chloralum des anglais (chlorure d'aluminium), mis en usage dans le courant de l'année dernière, surtout pendant la durée de l'épidémie de choléra, etc.

Nous n'ajouterons rien à ce qui a été dit plus haut au sujet du chlore, comme désinfectant général; l'expérience semble prouver que l'on n'a pu en retirer tout ce que promettait la théorie. Néanmoins, en insistant sur les procédés indiqués, nous voyons que c'est un bon désinfectant local, qu'il peut servir économiquement et efficacement à la désinfection des égouts, des latrines publiques, etc.

Nous pensons qu'il faudrait l'exclure des salles de malades, en raison de la mauvaise odeur qu'il répand, du dégoût qu'il peut inspirer et des accidents qu'il est susceptible de causer, en provoquant des désordres dans les voies respiratoires. Nous pensons également que l'hypochlorite de soude en solution (liqueur de Labarraque) est un excellent topique pour les plaies; proposé par Michon, qui en obtint de bons résultats, nous avons vu tout le parti qu'en retirait Laugier dans son service de chirurgie, à l'Hôtel-Dieu. (Les lits sont au nombre de 80 environ dans ce service, ce qui, dans cer-

(1) Bulletin général de thérapeutique, oct. 1865.

tains cas, serait susceptible de prédisposer aux accidents.) L'emploi de la solution de chlore, doit sa supériorité, croyons-nous, à ce qu'elle pénètre toutes les parties de la plaie, tandis que le chlore gazeux, comme nous venons de le voir, n'est pas complètement miscible à l'air.

Sous l'influence de cette solution chlorurée, les plaies perdaient souvent leur aspect mortifié et bourgeonnaient plus facilement.

En parlant de la désinfection des plaies, nous verrons que les antiseptiques sont souvent d'un grand secours au chirurgien, et que, depuis un certain nombre d'années, ils ont donné des résultats magnifiques à la suite des grandes opérations.

Le dernier désinfectant employé en France, est encore un dérivé du chlore, c'est le *chloralum* des anglais, chlorure d'aluminium ; il a été expérimenté dans le courant de l'année dernière, mais l'Académie n'a pas encore porté sa sanction sur ce nouveau produit.

C'est un liquide presque incolore, très-légèrement verdâtre, qui cède facilement son chlore sous l'influence des acides les plus faibles, l'acide carbonique de l'air entr'autres. Ce produit renferme, sous un petit volume, une quantité de chlore notable. Les anglais se servent beaucoup de ce chloralum comme désinfectant, dans leurs colonies; ils vantent cette action du chlore qui se dégage à l'état naissant.

Le chlorure d'aluminium semble avoir rendu de grands services, spécialement aux Indes, où le choléra et le typhus règnent à l'état endémique.

Nous avons tenté quelques expériences avec le chloralum, dans le courant d'octobre et de novembre 1873, sur des matières putrides, comparativement avec le permanganate de potasse, l'acide phénique, le chlorure de chaux. C'est encore le permanganate de potasse, qui a donné les résultats les plus beaux et les plus rapides.

La matière à désinfecter était de l'urine putréfiée datant de deux mois, répandant une odeur absolument infecte et qui, exposée à l'air, était un véritable foyer d'infection. Dans les douze expériences que nous avons exécutées à trois semaines d'intervalle, les proportions employées ont été les mêmes, 1 gramme de substance pour 100 grammes d'urine putréfiée. Chaque vase a été ensuite abandonné à l'air libre.

Dans la seconde série d'expériences exécutées le 26 décembre 1873, à 9 heures du matin, je vois les résultats suivants consignés le jour même

1° PERMANGANATE DE POTASSE.

9 h. 1/4, modification de l'odeur. — 9 h. 1/2, odeur putride atténuée. — 10 heures, odeur disparue.

2° CHLORURE DE CHAUX.

9 h. 1/4, dégagement de chlore. — 9 h. 1/2, odeur de chlore mélangée à l'odeur de l'urine. — 10 heures, odeur persistante.

3° Acide phénique.

9 h. 1/4, odeur putride modifiée. — 9 h. 1/2, persistance de l'odeur.

4° Chloralum.

9 h. 1/4, dégagement de chlore abondant. — 9 h. 1/2, pas de modification sensible. — 10 heures, même odeur.

Sans vouloir donner à ces quelques expériences plus d'importance qu'elles n'en n'ont, elles accusent néanmoins une grande supériorité pour le permanganate de potasse. Dans le courant de février 1874, le mélange d'urine et de permanganate ne présente, absolument, aucune odeur; les autres mélanges répandent une odeur faible, mais assez accentuée.

Nous avons conservé à dessein plusieurs échantillons de l'urine datant de septembre 1873, elle possède toujours une odeur infecte.

Il est regrettable, comme nous l'avons déjà indiqué, que l'on ne dispose pas de réactifs beaucoup plus sensibles que l'odorat pour accuser la décomposition des matières putrides, néanmoins l'olfaction suffit largement pour établir de simples rapports.

L'usage du permanganate de potasse nous vient d'Angleterre, sous le nom de liqueur de Condy; il est appliqué depuis une dizaine d'années par quelques chirurgiens.

M. Demarquay (1) a présenté plusieurs rap-

(1) Bulletin de l'Académie de médecine, juillet 1863.

ports à ce sujet, dans lesquels il constate les heureux résultats obtenus par lui dans le traitement de l'ozène et du cancer de l'utérus. M. Béranger-Féraud, médecin major, après avoir expérimenté le charbon et le chlore pour désinfecter la cale d'un navire, les avait complètement abandonnés pour faire choix du permanganate de potasse. A cette époque, le prix de ce sel était très-élevé (il atteignait 50 francs le kilog.). Aujourd'hui l'industrie le livre très-pur et bien cristallisé à un taux bien inférieur. environ 8 fr. le kilog.

Parmi les désinfectants physiques et absorbants, le charbon entre en première ligne. Il faut prendre de préférence un charbon léger, obtenu par la calcination du peuplier ou de la bourdaine. On s'est très-bien trouvé en Angleterre de l'emploi des filtres-charbons, construits tout exprès pour les égouts de Londres, et des grands centres manufacturiers, Liverpool et Manchester. Ces filtres charbons ont permis le curage de ces égouts sans donner lieu aux accidents terribles que produisent les gaz en s'échappant de ces foyers d'infection. Malapert de Poitiers, avait appliqué le charbon à la fabrication de la charpie carbonifère. Ce savant avait recueilli d'excellents résultats pour la fabrication de suaires destinés à la conservation des cadavres.

La chirurgie, l'hygiène publique et privée, tirent un parti considérable de l'emploi du charbon comme désinfectant et absorbant.

Quelques mots sur l'acide phénique, auquel on a attribué dans ces dernières années plus de valeur qu'il n'en possède réellement. Nous ne ferons pas l'histoire de ce désinfectant, qui a été traité complètement par plusieurs auteurs (1). L'acide phénique est employé en solution à 1|1000 à 1|500 pour le lavage des plaies, en solution plus concentrée comme caustique. Dans ces dernières années, l'acide phénique a été préconisé dans la variole (forme grave); les observations n'ont pas été concordantes. A l'Hôtel-Dieu cet acide a complètement échoué. M. le professeur Tardieu, l'avait prescrit pendant un certain temps à la dose de 1 gr. par jour.

Outre le dégoût et la répugnance que les malades éprouvaient pour un pareil médicament, le résultat obtenu a été presque nul. Dans les deux autres services attribués également aux varioleux (services de MM. les docteurs Hérard et, Frémy), même résultat négatif, comme le constate M. le docteur Emanaud (2). La statistique des varioleux qui se sont succédé à l'Hôtel-Dieu pendant les années 1869-1870, 71, est assez imposante croyons-nous, (environ 1500 malades), pour que

(1) Velpeau.
(1) Lemaire. A. phénique, 1865.
(Id.) Corne et Demeause.
(Id.) Calvert.
(2) Du traitement de la variole hémorrhagique. Thèse inaugurale. 1873.

l'on soit suffisamment édifié sur l'action de l'acide phénique, dans le traitement de la variole.

L'acide phénique avait réussi comme topique à l'extérieur, la théorie indiquait de l'employer à l'intérieur. Nous pensons que cet acide agit comme caustique au même titre que le nitrate d'argent. Son action s'exerce principalement sur les muqueuses, aussi estimons-nous qu'elle est toute locale et qu'il ne faut pas l'employer pour opérer une désinfection générale.

L'alcool, plus anciennement employé comme antiseptique, a présenté de grands avantages spécialement pour le pansement des plaies; et dans ces dernières années, M. le professeur Béhier a obtenu avec l'acool les meilleurs effets, dans certaines maladies pulmonaires aiguës, la pneumonie, par exemple. Nous signalons ce fait, pour montrer combien l'usage de l'alcool est supérieur à celui de l'acide phénique pour la thérapeutique interne. Mais, traitant seulement du pansement des plaies au point de vue de la désinfection, nous laisserons cet intéressant sujet de la thérapeutique alcoolique.

Depuis longtemps déjà, les chirurgiens ont été frappés de la gravité des accidents qui viennent compliquer les grandes opérations, même les plus légères en apparence; l'accident redoutable dont nous parlons est l'infection purulente. L'isolement sur lequel nous aurons à revenir à la fin de cette question, doit entrer en première ligne; l'observation démontre que l'infection purulente est beaucoup plus fréquente dans les grandes villes qu'à la campagne, dans les hôpitaux qu'à la ville. Aussi presque tous les chirurgiens, se sont-ils décidés à ne plus exécuter certaines opérations, les kystes de l'ovaire par exemple, où les muqueuses et les organes splanchniques absorbent largement et puisent dans l'atmosphère les germes morbides qui deviennent souvent le point de départ de l'infection purulente. Les nombreuses et savantes discussions qui ont été soulevées au sujet de cette infection n'ont pas encore complètement résolu ce problème.

L'état de la plaie est un point capital que le chirurgien surveille toujours avec soin pour éviter les causes de l'infection.

Les antiseptiques, l'alcool, les teintures alcooliques, la teinture d'arnica, la liqueur iodo-tannique (1), l'acide phénique, ont abaissé le chiffre des accidents, ils deviendront encore bien plus rares par suite des méthodes nouvelles employées depuis quelques années : l'occlusion par le manchon en caoutchouc de M. le Dr Maisonneuve, et les appareils ouatés de M. le Dr Guérin. Pour les pansements, les antiseptiques deviendront, peu à peu, les seuls agents employés, et le pansement au

(1) Rapport de M. le Dr Boinet. Bulletin de la Société française de secours aux blessés militaires (n° 14. Paris, 1872).

cérat sera abandonné, quand son infériorité aura été bien constatée. La cause qui doit, dans un bref délai, le faire écarter de la pratique des pansements, c'est la rapidité avec laquelle il s'oxyde à l'air en fournissant des produits très-altérables, que les vaisseaux lymphatiques absorbent. Cette oxydation des corps gras se produit d'autant plus facilement, qu'on a l'habitude d'en imbiber des plumasseaux de charpie, qui multiplient énormément la surface d'action de l'air. La température souvent élevée de la plaie, active de son côté la décomposition du corps gras. Avec les alcooliques, rien de remblable, la désinfection est complète le plus souvent, les plaies ne répandent que peu d'odeur même pendant les chaleurs de l'été. L'alcool en contractant les artérioles et les fibres musculaires, empêche toute absorption putride de se produire ; toute porte d'entrée est fermée au poison, quelle que soit d'ailleurs sa nature.

Les succès qu'obtiennent les pansements occlusifs, soit l'appareil à manchon, soit le pansement à la ouate, indiquent que l'influence miasmatique et le contact de l'air ne sont pas étrangers aux intoxications produites par absorption purulente. Dans ces deux modes de pansement, la plaie est soustraite au contact de l'air. Dans l'appareil à manchon de M. Maisonneuve, le pus ne séjourne pas, il est enlevé au fur et à mesure qu'il se produit ; de plus, une petite pompe foulante permet d'arroser la plaie d'alcool, ou de teinture alcoolique. La désinfection ainsi obtenue est presque complète, les moignons de membre retirés de leur manchon, après trois semaines environ, ne présentent aucune odeur, souvent même l'on constate la formation de quelques bourgeons charnus.

Dans l'appareil ouaté de M. Guérin, le pus *reste en contact* avec la plaie, et pourtant, si l'appareil a été bien appliqué, les accidents ne se produisent pas. La plaie est également privée du contact de l'air, mais elle baigne dans un pus qui n'est pas une source d'infection pour elle. Lorsque l'on examine un appareil ouaté au bout de trois semaines, par exemple, la désinfection olfactive est loin d'être complète, généralement l'odeur se manifeste presque instantanément. Il est possible que l'apparition de l'air sur la plaie et sur le pus provoque une décomposition putride, analogue à celle que l'on observe sur les substances organiques longtemps privées du contact de l'air et qui entrent immédiatement en décomposition dès qu'elles y sont exposées.

On a cherché à expliquer l'innocuité de l'appareil ouaté, par ce fait, que l'air ne pouvait arriver à la plaie qu'en se débarrassant de tous les germes toxiques ou des ferments putrides. Il y aurait là une certaine analogie avec les expériences de M. Pasteur. Ce savant entrave les fermentations de matières altérables contenues dans des ballons en empêchant les germes de l'air d'y entrer, par des procédés variés.

Nous avons tenu à indiquer la méthode d'occlusion comme une excellente manière d'obtenir la désinfection des plaies, en les soustrayant au contact de l'air. Avant que la chirurgie ait eu à sa disposition les antiseptiques et les appareils à occlusion, les chirurgiens obtenaient quelquefois de bons résultats en pansant les plaies avec des baumes ou des résines naturels. Nous expliquons ces succès par la couche adhésive que formaient ces baumes, elle rendait ainsi la plaie imperméable à l'air. On applique encore chaque jour cette méthode, plus perfectionnée, il est vrai, en faisant usage du collodion riciné dans les cas d'érysipèle ambulant. L'épiderme se trouve emprisonné sous un vernis, qui forme cuirasse; c'est donc un diminutif de l'appareil à occlusion.

En résumé, la désinfection des plaies s'obtiendra plus facilement lorsqu'on les affranchira du contact de l'air, même de l'air pur de la campagne (1), qui peut dans certains cas provoquer des accidents.

Chaque fois que l'état de la plaie le permettra, les corps gras devront être remplacés par les antiseptiques: alcool, teinture alcoolique, liqueur iodo-tannique, alcool phénique, etc. De plus, on devra éviter de porter l'infection avec ce que M. Bouchardat appelle les *aides intermédiaires*, instruments, charpie, éponges, linges, etc.

Les éponges sont extrêmement commodes et

(1) Bourdon. Des maternités.

répondent souvent à un besoin urgent en chirurgie, mais pour le pansement proprement dit et le lavage des plaies, on devra autant que possible les laisser de côté. En effet, si leur structure propre, les fait rechercher, elles absorberont sans distinction les liquides sains et les liquides organiques putrides, et transmettront l'infection à une plaie saine. On sait depuis longtemps que les éponges servant pendant quelque temps aux usages chirurgicaux, contiennent des germes qui développeront des bactéries, des microzoaires, etc. Le linge fin propre, et la charpie même, n'offrent pas les mêmes inconvénients, parce qu'ils accusent plus que les éponges la présence des liquides putrides, lorsqu'ils en sont souillés; on les rejette alors immédiatement.

Outre les indications locales dont nous venons de parler, il faudra placer les blessés dans des conditions hygiéniques favorables: bonne aération, bonne nourriture, et les soumettre à un *isolement* aussi complet que possible, spécialement dans les grandes villes et les hôpitaux où l'encombrement nosocomial constitue la principale cause de l'infection.

DÉSINFECTION DE L'AIR.

La désinfection de l'air a été bien souvent mise en question: admise par les uns, rejetée par les autres, le problème se pose toujours sous une forme quelconque dès l'apparition d'une épidémie.

La désinfection de l'air est-elle possible? Nous croyons qu'elle peut s'effectuer pour un espace limité, mais nous demeurons convaincu qu'elle n'aura aucun résultat, si elle n'est mise en œuvre qu'au moment de l'invasion. Elle doit être pratiquée en tout temps, surtout lorsque l'épidémie ne règne pas, car alors l'influence miasmatique est moins prononcée et les constitutions médicales ne sont pas encore ébranlées.

Nous nous contenterons de citer un passage d'Hecquet (1), auteur d'un excellent traité sur la

(1) L'air contagieux prend une sorte de vibration qui fait la disposition ou la qualité propre à l'air du pays avec lequel les habitants vivent et subsistent avec moins de danger, parce qu'ils y sont nés et par conséquent accoutumés à vivre avec lui, de sorte que les esprits ou les nerfs de ces habitants ayant fourni leur *ton* sur celui de cet air, et s'étant mis de concert ou en cadence avec lui, ils communiquent de vibrations et se trouvent toujours d'intelligence. Il n'en est plus de même quand cet air ainsi modifié vient à se mêler avec un autre air différent, c'est-à-dire de différente modification. C'est ce qui arrive quand, par exemple, des paquets de marchandises faits et garrottés dans ces pays sont apportés dans un autre dont l'air est différemment modifié : car ces marchandises, pleines qu'elles sont de l'air du pays dont elles viennent et qu'elles ont étroitement conservé dans les caisses où on les a renfermées et resserrées, ne peuvent se déployer qu'en répandant dans l'air où elles se trouvent ces matières d'un ressort étranger, plus fort d'ailleurs et plus vif que celui qu'elles rencontrent et avec lequel elles communiquent; alors celui-ci, fortement ébranlé, sort de son oscillation ordinaire, et, entrant en vibration semblable à celle de cet air rapporté, il change de nature et se revêt d'une élasticité étrangère. Mais l'on conçoit le danger que

peste, dont nous avons déjà parlé. Cette théorie, indiquée en parlant des miasmes, pourrait expliquer la présence d'une fièvre contagieuse du choléra, apparaissant subitement dans un pays, une ville, sans que l'on puisse en expliquer la cause. De nos jours, la science recherche toujours la véritable origine de l'infection. Au commencement du siècle, Guyton de Morveau (1) a étudié la question en mettant à profit ce que ses devanciers avaient indiqué et expérimenté sur ce sujet. Nous avons suffisamment parlé des fumigations acides qu'il mit en usage : nous n'y reviendrons pas.

Nous l'avons dit, le permanganate de potasse doit être mis au premier rang comme désinfectant de l'air.

Son emploi est très-commode, il ne répand aucune odeur désagréable. Sous un petit volume, il est capable d'exercer une désinfection sur une vaste échelle ; plusieurs chirurgiens en ont déjà retiré un excellent profit.

Nous avons employé le permanganate de potasse pour la désinfection de l'air pendant plus de cinq mois, à l'ambulance du Palais de justice, sous la direction de M. le professeur Tardieu et de M. le docteur Voillemier.

Pendant ce laps de temps, la désinfection a été

court la santé d'un homme qui respire un air si étrangement fait pour lui.

(1) Guyton Morveau. De la désinfection de l'air, 1802.

pratiquée d'une manière constante et régulière de la manière suivante. L'ambulance renfermait 55 lits répartis dans deux salles. Le sel avait été distribué dans trente récipients, placés à égale distance sous les lits, et sur des gradins, situés environ à 2 mètres du sol. La solution employée était à 1/10. De plus, on arrosait régulièrement, deux fois par jour, le *sol* et les *parties supérieures de la pièce* au moyen d'une petite pompe foulante. Cette solution était titrée à 1/1000. Or, jamais la mauvaise odeur n'a pris possession de la salle, on ne ressentait même pas cette atmosphère fade, *sui generis*, qui frappe toujours l'odorat lorsque l'on entre dans les salles des hôpitaux. Cette odeur ne manque jamais d'être perçue par les gens du monde et en général par tous ceux qui ne fréquentent pas régulièrement les hôpitaux.

L'expérimentation n'a peut-être pas duré un temps suffisant, en raison du petit nombre de blessés et de malades traités. Nous ferons pourtant remarquer que depuis le 30 octobre 1870 jusqu'au 5 mars 1871, il y a eu un roulement de :

Blessés	62
Malades	113
Total :	175

Sur 62 blessés, 49 on guéri complètement.

La mortalité des blessés s'est élevée à 10, dont

7 étaient très-grièvement atteints et sur lesquels l'art ne pouvait intervenir.

Le nombre des blessés opérés s'est élévé à 25.

Blessés opérés guéris	25
Blessés opérés décédés	4

Ces beaux résultats, sont dûs aux soins constants et réguliers prodigués chaque jour aux blessés par MM. les Drs Celle et Rougon, chargés également du service de chirurgie.

La pourriture d'hôpital n'a fait aucune apparition.

Un *seul cas* d'infection purulente s'est déclaré.

M. le Dr Celle a fait un très-large usage de la solution de permanganate de potasse pour la désinfection locale des plaies.

Si les qualités de l'air n'ont aucune influence sur les plaies, comme l'admettent un certain nombre d'auteurs, néanmoins il faut avouer que la *désinfection constante* de l'air ne peut produire que d'heureux effets, et qu'elle place les plaies dans des conditions meilleures pour échapper à l'infection purulente. Le temps et l'expérimentation décideront en dernier ressort.

Une question d'hygiène, qui intéresse beaucoup la salubrité des villes, et qui devrait contribuer à la désinfection de l'air, serait la suppression ou tout au moins une modification à apporter à la façon dont s'opère la vidange dans les grandes villes. Cette question d'hygiène, trop souvent négligée, a été de la part de M. le professeur Tardieu le sujet d'un travail très-étendu (1).

Nous n'insisterons que sur deux points seulement qui nous paraissent très-importants :

1° Chercher un mode de canalisation, qui supprimerait la vidange en plein air et soustrairait les grandes villes à une cause de méphitisme manifeste.

2° Utiliser les vidanges au profit de l'agriculture, comme le pratiquent quelques villes dans le Nord.

Le plus grand problème à résoudre consiste dans la canalisation, qui rencontrerait des difficultés immenses dans les grandes villes. Il est à noter cependant que les Romains avaient en partie vaincu toutes ces difficultés par la construction de vastes égouts qui débarrassaient la ville des immondices de toutes espèces et des défections fécales.

Plusieurs villes du Nord (2) possèdent un système qui supprime les vidanges. A Bruxelles, comme l'indique M. le professeur Tardieu, tous les résidus et déjections se rendent dans la Senne. Malheureusement, les eaux de cette petite rivière sont devenues tellement infectes, — elles traversent la ville sur un grand parcours, — qu'elles ont provoqué, il y a quatre ou cinq ans, à Bru-

(1) Voieries et cimetières. Thèse d'agrégation, 1852.

(2) Bruxelles, Anvers.

xelles, une épidémie de typhus qui a exercé de grands ravages. Aussi a-t-on songé à couvrir complètement ce cours d'eau, travail considérable, actuellement presque terminé.

On voit que la nécessité a su triompher de toutes les difficultés. La ville d'Anvers ne se trouve pas absolument dans les mêmes conditions : l'Escaut vient, à la marée montante, s'engouffrer dans des canaux qui serpentent dans la ville et où se rendent tous les égouts et fosses d'aisances. A marée descendante, on lève les vannes, et la ville se trouve dégagée de toutes ses immondices qui se rendent directement à la mer. Il serait à désirer que ce mode d'irrigation fût appliqué à tous les ports de mer.

Nous insistons également sur l'obligation où l'on se trouvera, dans un temps plus ou moins éloigné, d'utiliser l'engrais humain pour l'agriculture.

En donnant une plus longue étendue à cet essai, nous croirions faire acte de témérité, laissons à d'autres plus autorisés le soin et le mérite d'approfondir l'étude de la désinfection ; elle appelle à tous égards l'attention des hygiénistes et des chirurgiens.

CONCLUSION.

Notre exposition sur les miasmes et la désinfection s'arrêtera ici. Avant d'étudier la Désinfection, nous avons fait un exposé rapide des miasmes. Ils interviennent à chaque instant dans les questions d'hygiène générale et plus particulièrement dans la désinfection de l'air et des plaies. Nous avons vu combien nous sommes éloignés de la connaissance exacte du miasme. Nous avons rapporté les appréciations des savants qui ont traité cette question dans ces derniers temps, en constatant que les doctrines scientifiques n'étaient pas fixées sur ce sujet délicat. C'est avec une grande réserve que nous avons formulé notre opinion sur la nature du miasme.

L'étude des miasmes nous a directement conduit à l'étude de la désinfection en général et plus particulièrement de la désinfection de l'air et des plaies.

La désinfection a-t-elle une valeur en hygiène ? Si elle n'en possède aucune, nous proposons de la supprimer; car elle se range alors dans cette classe d'agents dont on peut dire : le bien qu'ils font dans certains cas ne compense jamais les dangers auxquels ils exposent toujours.

Non : ne la supprimons pas. Cherchons à tirer un meilleur parti des *désinfectants* en les employant d'une *manière régulière et constante*. Expérimentons. Mettons à profit les résultats obtenus à l'ambulance du Palais de Justice pendant le siége de *Paris*.

Paris. A. Parent, imprimeur de la Faculté de Médecine, rue Mr-le-Prince, 31.

NOUVELLES PUBLICATIONS, CHEZ LE MÊME ÉDITEUR.

Clinique médicale, par le Dr Noël GUENEAU DE MUSSY, médecin de l'Hôtel-Dieu, membre de l'Académie de médecine. Tome 1er, 1 vol. in-8. Prix. 12 fr.

Le tome 2e paraîtra très-prochainement.

Leçons sur la syphilis étudiée plus particulièrement chez la femme, par le Dr ALFRED FOURNIER, médecin de l'hôpital de Lourcine, professeur agrégé à la Faculté de médecine de Paris, 1 fort volume in-8, avec tracés sphygmographiques; le vol. cartonné. 16 fr.

Leçons sur les maladies du système nerveux, faites à la Salpêtrière par le Dr CHARCOT, professeur à la Faculté de médecine de Paris, recueillies et publiées par le Dr BOURNEVILLE. 1 vol. in-8, avec 25 figures dans le texte et 8 planches en chromolithographie ; le vol. cart. 10 fr.

Traité pratique des maladies du cœur, par FRIEDREICH. Ouvrage traduit de l'allemand par les Drs LORBER et DOYON. 1 v. in-8 cart. 10 fr.

Thérapeutique des maladies de l'appareil urinaire, par les Drs MALLEZ et DELPECH. 1 vol. in-8 cartonné. 8 fr. 50

Traitement préservatif et curatif des sédiments, de la gravelle, de la pierre urinaires et de maladies diverses dépendant de la diathèse urique, par le Dr A. MERCIER. 1 vol. in-12 avec fig. intercalées dans le texte. Cartonné. 8 fr.

La pleurésie purulente et son traitement, par le Dr MOUTARD-MARTIN, médecin de l'hôpital Beaujon. 1 vol. in-8. 4 fr.

De l'embaumement chez les anciens et chez les modernes, et des conservations pour l'étude de l'anatomie, par le Dr SUCQUET. 1 vol. in-8. 5 fr.

Alimentation du cerveau et des nerfs, par le Dr TAMIN-DESPALLES. 1 vol. in-8 avec 3 planches. 7 fr.

Physiologie du système nerveux cérébro-spinal, d'après l'analyse physiologique des mouvements de la vie, par le docteur E. FOURNIÉ, médecin adjoint à l'Institut des sourds-muets. 1 fort volume in-8, cart. en toile. 12 fr.

Recherches expérimentales sur le fonctionnement du cerveau, par le docteur E. FOURNIÉ, etc. 1 vol. in-8, avec 4 planches coloriées. 4 fr.

Leçons sur le strabisme, les paralysies oculaires, le nystagmus, le blépharospasme, professées par F. PANAS, chirurgien de l'hôpital Lariboisière, professeur agrégé à la Faculté de médecine de Paris, chargé du cours complémentaire d'ophthalmologie, etc., rédigées et publiées par G. LOREY, interne des hôpitaux ; revues par le professeur. 1 vol. in-8, avec 10 figures dans le texte. 5 fr.

Traité de médecine legale et de jurisprudence médicale, par le Dr LEGRAND DU SAULLE, médecin de l'hôpital de Bicêtre (service des aliénés), médecin expert près les tribunaux, etc. 1 fort volume in-8. 18 fr.

Traité pratique des maladies des reins, par S. ROSENSTEIN, professeur de clinique médicale à Grœningue, traduit de l'allemand par les Drs BOTTENTUIT et LABADIE-LAGRAVE. 1 vol. in-8. 10 fr
Cartonné. 11 fr.

Hystérotomie de l'ablation partielle ou totale de l'utérus par la gastrotomie. Etude sur les tumeurs qui peuvent nécessiter cette opération, par J. PÉAN, chirurgien des hôpitaux de Paris, et L. URDY, interne des hôpitaux de Paris. 1 vol. in-8 avec 25 figures dans le texte et 4 planches. 6 fr.

Paris. A. PARENT, imprimeur de la Faculté de Médecine, rue Mr-le-Prince. 31.

www.ingramcontent.com/pod-product-compliance
Ingram Content Group UK Ltd.
Pitfield, Milton Keynes, MK11 3LW, UK
UKHW032002260826
14628UKWH00005B/2232

9 782019 663698